LE

CHOLÉRA-MORBUS.

Paris. — Imp. Lacrampe et Forciaux, rue Damiette, 2.

LE
CHOLÉRA-MORBUS

SA CAUSE. — SES EFFETS. — SON TRAITEMENT.

Par A. PAUWELS,

Ancien député.

« En lisant dans les ouvrages de statistique qui
« ont été publiés sur le Choléra-Morbus, que,
« depuis 1817, quarante millions d'hommes ont
« été victimes de ce fléau, le découragement
« s'empare de l'âme. »

(BRIERRE-DE-BOISMONT.)

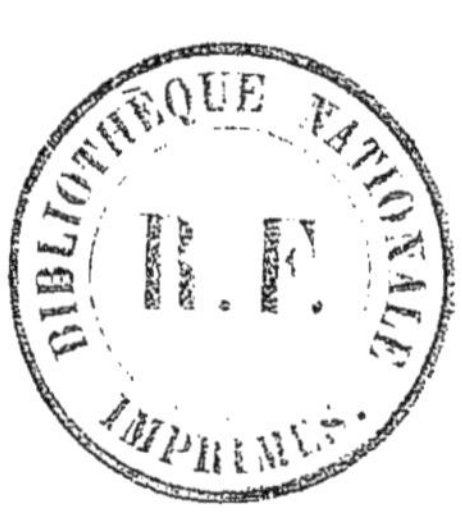

PRIX 1 FR. 50 C.

PARIS,

GARNIER FRÈRES, PALAIS-ROYAL ET RUE RICHELIEU, 10.

—

1848.

INTRODUCTION.

Pour la seconde fois , le choléra-morbus fait irruption sur l'Europe ; pour la seconde fois, la France
est menacée de cette épidémie, la plus terrible, la
plus inexorable, la plus mystérieuse de toutes.

Au moment où j'écris ces lignes, le fléau voya-
geur est pour ainsi dire à nos portes. Il nous arrive
par deux voies différentes, d'un côté par Constanti-
nople et les ports de l'Orient ; de l'autre, par le nord
de l'Europe.

Ce fut aussi par ce dernier chemin que le fléau
s'abattit parmi nous en 1832. La Russie (1), la

(1) Je trouve dans l'important travail de M. Moreau de Jonnès (rapport au conseil supérieur de santé sur le choléra-morbus), la statisti-

Pologne (1), l'Autriche, furent, on s'en souvient, les funèbres étapes qui précédèrent alors son entrée à Paris.

Qui ne connaît l'histoire de cette époque lugubre? qui ne frémit encore en songeant à ces jours de deuil

que suivante des ravages que le fléau fit, en très-peu de temps, dans la seule ville de Moscou :

« Dans les dix premiers jours d'octobre, la mortalité fut de 747 personnes. On ne comptait d'abord que 224 malades existant à la fois ; ce nombre s'accrut jusqu'à 791, et vingt-quatre heures donnaient jusqu'à 174 invasions nouvelles.

« Du 10 au 20, il périt 958 individus ; le nombre des malades s'éleva à 1,390 ; et, le 15, par exemple, 237 personnes furent atteintes à la fois de la maladie.

« Du 20 au 31, la mortalité fut de 1,284 habitants. Le plus grand nombre d'individus atteints dans les vingt-quatre heures fut de 187, et le moindre nombre de 80. »

(1) On n'a pas oublié les sinistres bulletins de l'héroïque armée polonaise, décimée, d'une part, sous le fléau destructeur, et succombant, de l'autre, dans les plaines d'Ostrolenka, ou sur les rives de la Vistule, devant les forces dix fois plus nombreuses de la Russie. La *Gazette d'État de Berlin* rapporte que, pendant les treize jours finissant au 5 mai, il y eut dans la ville de Varsovie et dans le camp : 2,580 malades, 1,110 décès, 192 guérisons, et 1,278 malades restants.

que le fléau nous a déjà faits, à ces funérailles sans nombre qui marquèrent chez nous son terrible passage !

Nul encore ne voulait croire à son apparition ; nul ne voulait admettre qu'il eût pu, en un jour, en quelques heures, en quelques minutes, peut-être, franchir d'un bond l'espace qui nous sépare de Londres ; quand tout à coup l'effroyable nouvelle donnée par un journal retentit comme un cri de mort d'un bout de la France à l'autre :

Le choléra-morbus est à Paris ! (1)

Et la nouvelle n'était que trop exacte. Dix individus, attaqués de cette maladie, venaient d'être transportés à l'Hôtel-Dieu, dans les salles de MM. Bailly, Chomel et Récamier.

Dès lors, l'horrible peste étendit ses ravages avec rapidité. On eût dit de cette cité, si paisible la veille, si rieuse, si insouciante, une ville prise d'assaut, mourante et décimée sous les terribles coups d'un ennemi invisible. La mort planait partout ; et sur

(1) *Messager* du 28 mars 1832.

nos places vides , et dans nos mille rues dont le si-
lence n'était interrompu que par le roulement des
tombereaux funèbres (1). Mansardes ou palais, elle
n'épargnait rien ; elle frappait à toutes les portes ,
s'asseyait à tous les foyers. Il fut même un instant,
dans ces jours de calamité, où le nombre des tré-
passés fut un embarras aux vivants, où l'ensevelis-
seur ne put suffire aux cadavres.

C'est qu'en effet, la progression de la mortalité
était en peu de jours devenue effrayante. J'essaierai
d'en donner un aperçu rapide, d'après les statistiques qui ont été publiées.

Du 26 mars au 1er avril, quelques personnes sont
attaquées et succombent en grande partie. Ce ne
sont tout d'abord que des gens de la classe ouvrière,
habitant les quartiers malsains de la cité, de la place
Maubert, de la Mortellerie et de l'Hôtel-de-Ville.
Mais, à partir du 1er avril, la maladie s'étend hors
de son foyer primitif, et , comme pour donner un

(1) C'était, en effet, dans des tombereaux que l'on était réduit à
transporter les innombrables victimes.

démenti à la science, qui commençait déjà à rechercher ses causes dans l'insalubrité, elle se répand successivement dans les quartiers du Louvre, du Palais-Royal, Feydeau, Vivienne, Montmartre et à Passy. Le nombre des victimes s'élève tout à coup à plus de cent par jour.

Le 3 avril, ce chiffre est doublé, et le 5, on ne compte pas moins de **300** décès. A cette même date, les troupes composant la garnison de Paris avaient eu **63** cholériques, sur lesquels on comptait un seul guéri, **20** morts, le reste en traitement.

Je n'essaierai point de montrer en détail les progrès de la maladie. Les divers relevés qui ont été publiés, n'établissent que trop leur foudroyante rapidité. Ce n'est plus seulement dans les hôpitaux que l'on voit chaque jour se grossir les listes funèbres. La mortalité est partout; partout retentissent les cris de l'agonie, partout la foule s'écarte consternée, pour laisser passer les cercueils.

Ni la force ni la jeunesse ne peuvent désarmer l'aveugle épidémie. Elle frappe indistinctement, au hasard, et sans autre règle que ses fantaisies sinistres; elle se fait un jeu des prescriptions et des lois de l'hygiène; elle semble prendre à plaisir de confondre l'orgueil humain dans ce que la raison, le savoir, l'expérience ont de tout temps consacré.

Au 15 juin, la mortalité a pris des proportions effrayantes. A cette époque, c'est-à-dire au moment de son apogée, on ne compte pas moins de 13,901 décès.

Dans la période de recrudescence, le nombre des victimes fut encore considérable. Du 15 juin à la fin de septembre, il s'éleva au chiffre de 4,501, ce qui forme en définitive un total général de 18,402 décès, pendant les deux périodes du choléra à Paris.

Dans cette horrible mortalité, la rive gauche de la Seine a été l'une des parties les plus maltraitées de la capitale. Je vois, dans un rapport fait au nom de la commission sanitaire du quartier du Luxembourg, que ce quartier a fourni, à lui seul, une très-large part dans cet épouvantable contingent de la mort.

« Sur une population de 20,862 âmes, dit le rap-
« port dont je viens de parler, il y a eu 7,000 ma-
« lades, c'est-à-dire près de 1 sur 3 de la popula-

« tion. Sur ce nombre on a constaté **2,220** cas
« graves et **406** décès, ce qui fait **1** mort à peu près
« sur **5 1/2** des cas graves, 1 sur **17 1/4** des mala-
« des, 1 sur **51-52** de la population. »

Tels sont les précédents du fléau parmi nous;
tels sont les souvenirs qu'il a laissés au milieu de
nos populations. Aussi, en le voyant s'avancer de
nouveau, tous les cœurs sont saisis d'avance d'un
invincible effroi. Vainement on nous dit qu'il offre
cette fois des caractères moins effrayants; vainement cette nouvelle nous paraît confirmée par les
correspondances de l'Orient et du Nord. Encore
épouvantés par les désastres qu'il a causés, nous
n'entendons, nous ne comprenons, nous ne voyons
qu'une chose : c'est que l'horrible mal s'est dressé
de nouveau sur l'Europe et sur nous; c'est qu'à
cette heure, une impulsion fatale le pousse sur la
carte vers cette partie de notre continent.

Chose remarquable, en effet, on dirait qu'un lien
invisible l'attache à cette voie, le retient à la terre
dans un même sillon, le ramène périodiquement

dans sa révolution, aux divers points qu'il a déjà quittés.

———

Quoi qu'il en soit, à l'approche du fléau, les mystères dont il s'enveloppe sont remis en question. On s'ingénie à les pénétrer ; on remet à l'étude cette maladie étrange, incompréhensible, désespérante. Des commissions sont nommées par les Gouvernements pour aller l'étudier dans les contrées lointaines ; des médecins, des savants en recherchent les causes jusqu'ici ignorées ; ils fouillent de nouveau le domaine de la science ; ils exhument les matériaux entassés en grand nombre par les hommes de l'art, dans la funeste année **1832**.

Au milieu de tous ces labeurs, de ces louables et ardentes études, quelle lumière voyons-nous apparaître ? quel document nouveau, quelle conjecture plus ou moins vraisemblable qui nous mette au moins sur la trace d'une solution quelconque ?

Rien, absolument rien ; pas le moindre fil conducteur pour nous guider dans ce chaos où s'abîment, depuis quinze ans, le savoir et l'intelligence. Le fléau est toujours à l'état de problème; le monstre est toujours là, menaçant, mais voilé, mais insaisissable, mais échappant aux investigations, comme un terrible secret de Dieu.

Qu'est-ce que le choléra? D'où vient-il? Quels sont les moyens de le prévenir ou de le combattre? Interrogez sur ces différents points toutes les facultés; interrogez les hommes éminents dans la science; les plus sincères vous répondront : je l'ignore; les plus hardis : que sais-je? et tous s'inclineront devant la formidable énigme. Ce qu'ils savent, ce que leur a appris la plus douloureuse expérience, c'est que le choléra est resté pour le monde un mal inexorable.

Je ne crains donc pas d'affirmer qu'il y a unanimité parmi les hommes de l'art, ou du moins parmi ceux dont l'opinion est une autorité, pour déclarer que le choléra leur est inconnu dans sa cause, qu'il échappe par conséquent à toute appréciation, à toute règle, à tout traitement absolu.

Je ne citerai qu'un aveu; il est d'un homme justement renommé, et que ses lumières ont mis au premier rang dans le monde médical.

« Quel est donc, s'écrie M. Bouillaud, dans son « *Traité sur le Choléra*, quel est l'agent générateur « de cette effroyable maladie, et, si l'on ose le « dire, de cet empoisonnement cholérique? Il faut « l'avouer, rien, dans les renseignements que nous « avons recueillis sur les influences auxquelles « nos malades avaient été exposés, ne peut nous « donner la solution de ce grave problème. Sans « doute, nous pouvons signaler ici l'intervention de « certaines circonstances qui ont favorisé l'explosion « de la maladie. Ainsi, un bon nombre d'individus « habituellement mal nourris, exposés à toutes les « injures atmosphériques, n'ont été frappés des acci- « dents cholériques qu'après avoir bu, par exem- « ple, une certaine quantité de vin ou de liqueur, « telles que cassis, eau-de-vie, absinthe, qu'après « avoir commis quelque imprudence de régime; « mais combien de fois ces malheureux ne s'étaient- « ils pas exposés à de semblables causes, sans « éprouver le choléra? Il s'est rencontré d'ailleurs

« un certain nombre de cas dans lesquels le choléra
« a sévi sur des individus qui ne s'étaient livrés à
« aucun excès de régime. Ainsi donc, les excès de
« ce genre doivent bien être mis au premier rang
« des causes occasionnelles ou provocatrices du cho-
« léra, mais ils supposent le concours de cette in-
« fluence épidémique spéciale, *qui s'est jusqu'ici*
« *opiniâtrément dérobée á nos moyens d'investigation.* »

Ce n'est pas toutefois que de nombreux systèmes
ne se soient successivement produits sur les causes
du choléra. De tous ces systèmes, aucun n'a pu
tenir devant un sérieux examen; mais, bien qu'ils
aient vécu ce que vit une erreur, je crois utile de rap-
peler les plus accrédités. Ce résumé succinct pourra
contribuer à éclairer le lecteur, à le guider plus
aisément vers le but que je me propose. Les erreurs
ont souvent des enseignements salutaires, et souvent le mensonge peut conduire à la vérité

SYSTÈMES DIVERS SUR LES CAUSES PREMIÈRES ET SECONDAIRES DU CHOLÉRA.

Il y a dans l'esprit humain deux prédispositions, deux travers également mauvais. Les uns ne doutent de rien et prétendent tout expliquer, les autres, au contraire, poussant l'humilité infiniment trop loin, s'inclinent en présence des problèmes de la nature, et, après quelques tentatives plus ou moins infructueuses, les proclament définitivement insolubles.

C'est ce qui est arrivé pour le choléra-morbus. Il n'est pas de sujet d'étude qui ait donné naissance à plus d'opinions absolues. Il n'est pas de maladies dont le chapitre des causes ait donné lieu à plus d'affirmations et de négations, à plus de luttes, entre ceux qui se flattent d'être remontés à la source et ceux qui, au contraire, déclarent cette source à tout jamais voilée pour l'intelligence humaine.

La sagesse et la vérité sont évidemment entre ces deux extrêmes. Il serait insensé de prétendre tout expliquer; il serait dangereux, contraire à notre essence éminemment perfectible, de voir presque en toute chose le domaine de l'inconnu.

Sans doute, il est pour nous, pour notre intelligence limitée et finie, d'éternels, d'insurmontables mystères; mais parmi ces mystères n'en est-il pas aussi dont Dieu nous a permis la laborieuse conquête? L'histoire de l'humanité est là pour l'établir. Et Galilée, et Newton, et Franklin; et cette longue suite de hardis Prométhées dont chacun a ravi au ciel un rayon de lumière, ne suffisent-ils pas pour attester dans l'homme la grande loi du progrès? Nier trop aisément, trop fréquemment cette loi, proclamer l'inconnu, dès un premier échec, c'est imprudemment proclamer l'immobilité de l'esprit, c'est sonner la retraite avant d'avoir combattu.

Quels que soient donc les systèmes erronés successivement professés sur les causes du choléra, je les préfère encore à cette théorie négative, absolue, qui consiste à fermer les yeux, à se croiser les bras, et à courber la tête sous le fléau, comme un bramine sous la fatalité.

Ces systèmes d'ailleurs contiennent, au milieu de leurs aberrations, de précieux aperçus, d'utiles documents pour arriver enfin à la découverte de la vérité.

Quels qu'ils soient, afin de mettre dans leur exposition le plus de méthode et de clarté possible, je les diviserai en deux séries distinctes : d'une part les systèmes qui traitent de la cause première, de l'autre, ceux qui sont afférents aux causes secondaires.

La cause première, la cause spécifique, radicale, essentielle du choléra doit naturellement préoccuper avant tout, ceux qui s'occupent de cette maladie. Ce n'est pas, il est vrai, l'opinion du docteur Broussais. Peu lui importe l'origine du mal, peu lui importe de poser un principe avant de s'occuper des conséquences qui en découlent.

« Je compare, dit-il, *le choléra* à la *petite vérole*, dont nous ne connaissons pas la cause première, et à l'égard de laquelle nous sommes réduits absolument aux mêmes ressources que pour le choléra : c'est-à-dire que nous ne pouvons que combattre l'inflammation et nullement neutraliser la cause de son extrême intensité.

« Ainsi, ajoute Broussais, le choléra est pour nous une inflammation générale de la membrane interne du canal digestif. »

Eh quoi ! rien que cela? Et faudra-t-il que cette donnée fort secondaire, fort incomplète, suffise à notre édification sur la nature du mal?

Malgré tout mon respect pour le nom de Broussais, malgré l'autorité de ce nom très-recomman-

dable, je me permettrai de penser que le docteur
célèbre est tombé sur ce point dans une erreur
profonde.

Assurément une rare fortune, un cas fortuit et
inespéré nous ont donné le moyen efficace de combattre ou de prévenir la petite-vérole ; assurément
le hasard a mis le vaccin entre les mains de l'homme,
comme il y a mis l'antidote qui guérit de la fièvre ;
mais qu'est-ce à dire ? que nous devions encore attendre du hasard, de ce philantrope un peu trop
capricieux, le talisman anticholérique ; qu'il nous
faille un nouveau Jenner pour venir au secours de
notre profonde ignorance ? En vérité, c'est trop
exiger ; et tant que je croirai à ce principe éternel,
qu'il n'y a pas d'effet sans cause, je penserai aussi
que, pour traiter convenablement les effets d'une
épidémie, il faut en connaître avant tout la cause
spécifique.

Qu'il me suffise, du reste, de citer un passage
d'un excellent ouvrage, publié sous les auspices de
la *Gazette médicale*, et où sont signalées les hérésies
et les contradictions de Broussais :

« M. Broussais déclare qu'il ne considère pas
« seulement le choléra sous le rapport de l'inflam-
« mation, mais qu'il le considère sous le rapport de
« sa cause, dont *il faut*, dit-il, *faire abstraction*. C'est-
« à-dire qu'il prend la cause du choléra en considé-
« ration, pour ne pas la considérer. Car, qu'est-ce
« que tenir compte d'une chose, sinon l'admettre
« pour ce qu'elle vaut? Or, que vaut la cause essen-
« tielle du choléra dans la production du choléra?
« Rien pour M. Broussais, puisqu'il en fait abstrac-
« tion, puisqu'il considère le choléra comme une
« gastro-entérite. »

Et plus loin, le même auteur ajoute :

« La cause première, essentielle d'une épidémie,
« est précisément ce qui en caractérise la nature.
« C'est elle qui fait qu'une épidémie ne ressemble
« pas à une autre, que cette épidémie s'étend plus
« ou moins, qu'elle attaque plus ou moins d'indi-
« vidus, qu'elle guérit plutôt par tel moyen que
« par tel autre. »

J'ajoute, pour ma part, qu'il y a sur ce point fort
peu de dissidence ; que de tout temps les hommes

de l'art, les esprits éminents et sérieux du monde médical ont pensé qu'il était d'une grande importance de connaître d'abord la cause d'une épidémie.

Quelle est maintenant cette cause première, en ce qui touche le choléra?

Que n'a-t-on pas dit sur ce point? que de suppositions plus ou moins ingénieuses, d'hypothèses plus ou moins hardies n'a-t-on pas mises en avant?

Les uns ont cru découvrir le principe morbide dans les modifications de la température, dans les mouvements de l'atmosphère et la direction des vents. On a prétendu que le vent de nord-est, qui a soufflé pendant plusieurs jours, à l'époque de l'apparition du fléau à Paris, en avait apporté le germe parmi nous. Mais il a été établi que, durant cette époque, la direction des vents avait changé plusieurs fois, sans accroître ou diminuer l'intensité de l'épidémie.

Quant à l'hypothèse basée sur la composition de l'atmosphère, hypothèse qui a, du reste, réuni beaucoup d'adhérents, elle n'a pas résisté davantage devant les investigations. Dans la séance du 2 avril 1832, à l'Académie des sciences, M. Magendie proposa de soumettre à une analyse rigoureuse l'air atmosphérique de Paris. L'Académie chargea de cet important travail une commission composée de l'auteur de la proposition, de MM. Thénard, Gay-Lussac, Chevreul et Sérullas ; mais l'expérience ne put aboutir aux résultats qu'on en attendait. L'air recueilli fut trouvé composé de ses éléments constitutifs, dans leur proportion ordinaire, savoir :

3 parties oxigène.
1 azote, environ.

Ce résultat, au reste, devait être prévu, car je ne sache pas qu'il existe de procédé suffisamment délicat pour découvrir au sein de l'atmosphère un principe étranger aussi subtil, aussi inappréciable que devait l'être nécessairement, dans l'hypothèse précitée, le germe cholérique. D'ailleurs, si le principe avait son siége dans l'atmosphère, il devrait se répandre uniformément dans cette atmosphère uniforme, et dès-lors comment se fait-il qu'il règne sur tel point et non pas sur tel autre?

En second lieu, si le germe résidait dans l'atmosphère, le déplacement incessant des couches d'air amènerait avec lui les déplacements incessants aussi de l'épidémie. C'est ce qui n'a pas lieu. Par conséquent la cause du mal n'est pas dans l'atmosphère.

Que dire maintenant de la foule des autres systèmes?

Ici, on imagine d'attribuer à la prédominance de *l'électricité négative* ou résineuse, le développement du choléra; là on invente cette fable connue des insectes invisibles répandus dans l'atmosphère, où ils deviennent le germe empoisonné; ailleurs un aréonaute, dont le nom m'est inconnu, affirme que ce germe réside dans les airs à des hauteurs presque incommensurables, et propose d'aller nous en chercher lui-même une certaine quantité; plus loin, un habile chimiste ayant constaté dans la viande qui sert à notre nourriture, la présence d'une certaine quantité de cuivre, quelques personnes entrevoient dans ce fait l'explication de l'origine du choléra. Mais à peine produites, toutes ces conjectures disparaissent rapidement, soit devant la raison, soit devant l'expérience et la logique irrésistible des faits.

Il est enfin une opinion qui s'est produite dans quelques esprits, et qui n'a pas été sans un certain succès. On a dit que le choléra, d'origine récente, avait pu résulter de circonstances nouvelles produites à notre insu dans le système du monde. Cette opinion ne présente qu'un seul inconvénient, mais un inconvénient capital, c'est que l'histoire du choléra paraît, ou à peu près, aussi vieille que celle de notre humanité. Sans remonter plus haut, je dirai qu'Hippocrate a observé, de son temps, le fléau qui nous occupe.

On trouve, dans le cinquième livre des Épidémies, qu'un habitant d'Athènes fut pris du choléra : « Il vo-
« missait et allait par bas avec douleur ; rien ne pou-
« vait arrêter ces évacuations ; la voix lui man-

« quait ; il ne pouvait se lever de son lit ; ses yeux
« étaient ternes et caves ; le ventre et les intestins
« étaient agités de convulsions ; il y avait du hoquet.
« Les déjections étaient plus abondantes que le vo-
« missement. Le malade prit de l'ellébore dans une
« décoction de lentilles, puis il but de cette décoc-
« tion autant qu'il put, et ensuite il la vomit. Enfin,
« le vomissement et les déjections s'arrêtèrent. Il
« eut froid et prit un demi-bain, jusqu'à ce qu'il fût
« rechauffé entièrement. Le lendemain, il était bien,
« et il prit une légère bouillie (1) ».

Celse lui-même dans son livre *de Medicinâ* (chap.
XI) signale cette maladie que les grecs, dit-il, ont
appelée *Choléra* : *morbum hunc* χολεραν *Grœci nominâ-*
runt.

Je n'en dirai pas davantage. Les différents systèmes que je viens d'énumérer, qui, pour la plupart, n'ont pas même l'avantage de présenter un
côté raisonnable, se trouvent aujourd'hui renversés
par la science, ou abandonnés par leurs inventeurs.

(1) Tome I, § V, édition Vander, in-4°. Naples, 1757.

D'où il faut bien conclure que la cause première du choléra est encore ignorée.

Il en est à peu près de même des causes secondaires, déterminantes ou efficientes. Sans doute, il est permis d'établir des règles d'hygiène, de poser des lois générales, de grouper plus ou moins de circonstances à la faveur desquelles l'épouvantable maladie se développe de préférence; sans doute, on peut penser que l'insalubrité dans les habitations, l'irrégularité, les excès, les abus dans la manière de vivre, sont autant de dangers en présence du fléau; mais la plupart des médecins qui ont eu à traiter un grand nombre de cholériques confessent que, dans beaucoup de cas, ces règles ont trouvé de notables exceptions.

En résumé, tout est obscurité, ténèbres et chaos dans les causes du fléau. Aujourd'hui, comme hier, la science se demande, avec une légitime anxiété : Qu'est-ce que le choléra? quelle est son origine? quelle est enfin sa nature?

Je vais essayer de répondre à cette triple proposition.

EXISTENCE D'UN MIASME CHOLÉRIQUE.

L'opinion que je vais émettre n'a point été l'œuvre d'une supposition, d'une fantaisie plus ou moins ingénieuse, d'un caprice d'imagination plus ou moins attrayant. Elle est encore moins le résultat du hasard.

Le hasard, je le sais, a souvent apporté d'utiles découvertes.

Un européen surprend au Nouveau-Monde le mystérieux antidote dont les Indiens se servent pour guérir de la fièvre, et le quinquina devient l'un des plus précieux talismans que la médecine emploie, sans en connaître les propriétés exactes.

Un ami de l'humanité découvre au fond de l'Irlande le germe de la vaccine, et ce germe, employé sans qu'on en sache l'action, arrête les désastres d'un des plus grands fléaux qui aient affligé l'humanité.

Le hasard à lui seul a donc été l'un des plus grands guérisseurs que nous ayons eus. Les découvertes dont nous lui sommes redevables sont au nombre des plus précieuses. Toutefois, ce n'est point à ce mystérieux conseiller, à ce philantrope aventureux, que je suis redevable d'une conclusion peut-être contestable, (que n'a-t-on pas contesté en ce monde?) mais qui est devenue pour moi l'objet d'une complète et profonde conviction.

Des indices nombreux, devenus peu à peu de graves présomptions, puis enfin des preuves sensibles, manifestes, patentes, m'ont conduit à cette conclusion, qu'il existe certainement au sein de la terre des corps divers ayant la propriété de dégager des gaz délétères. Cela, je crois, n'est douteux pour personne ; cela, du moins, est raisonnablement acceptable pour tous. N'est-ce pas, par exemple, une hypothèse probable, accueillie par beaucoup d'esprits, que les affections putrides ont leur cause première dans ces émanations terrestres? N'est-ce pas une autre hypothèse, ayant ses adhérents, ses partisans nombreux, que celle qui assigne une origine analogue aux fièvres intermittentes?

Hé bien! si ces deux faits, si ces deux phénomènes sont au moins admissibles, pourquoi serait-il moins rationnel de croire, de prétendre qu'il peut aussi surgir des entrailles de la terre un gaz particulier, sévissant périodiquement, ou à des époques indéterminées, sur les êtres organisés, selon que les matières dont il est le produit sont mises en rapport dans les couches intérieures de notre monde terrestre?

Hypothèse! diront quelques-uns. Hypothèse, sans doute, mais que je dois énoncer tout d'abord, comme le philosophe de *la méthode* énonçait ses suppositions avant d'en faire des vérités.

Hypothèse, sans doute; mais hypothèse possible, raisonnable, admissible, que je me borne jusqu'à présent à donner comme telle.

Mais, même en raisonnant par voie hypothétique, il est indispensable de préciser sa pensée, de la formuler, en un mot, de désigner par un nom le principe qu'on veut établir. Je désignerai donc ce gaz particulier, dont jai soupçonné l'existence, sous la dénomination de *gaz*, ou plutôt de *miasme cholérique*.

Quelqu'étrange que puisse paraître ce système nouveau, je prie instamment les hommes impartiaux et qui, comme moi, cherchent la vérité sans prévention comme sans routine, de ne point perdre de vue cet axiôme éternel, qu'il n'y a point d'effet sans cause.

Or, la cause du choléra ne s'étant trouvée nulle part dans le monde extérieur, il est logique de la chercher dans le monde intérieur.

Si la science géologique avait dit son dernier mot; si la chimie nous avait initiés, soit à la connaissance de tous les corps existants au sein de la terre, dans une épaisseur de 1,500 lieues, soit aux résultats innombrables que ces corps peuvent amener par leur aggrégation, peut-être serait-on fondé à nier *de plano* ce que j'appelle mon point de départ. Mais que savons-nous de la terre, de cet immense sujet d'études que nous avons creusé, fouillé, interrogé à quelques mètres à peine de profondeur ? Que savons-nous de ces milliers de corps, de substances, de bases diverses, constamment mis en mouvement par le travail universel et incessant du monde? — Rien, ou à peu près rien.

La science dont nous sommes si fiers, la science, après de longs efforts, a ravi à ce grand laboratoire de Dieu si peu de ses secrets, qu'à peine devrions-nous les ranger en ligne de compte. Ceux que nous ignorons, ceux que probablement nous ignorerons toujours, sont de beaucoup les plus nombreux.

C'est donc une chose possible dans les mains de celui pour qui rien n'est impossible, c'est une hypothèse tout d'abord acceptable que celle-ci : il doit assurément exister aux entrailles du globe, des matières inconnues qui, se trouvant en rapport, produisent et envoient aux couches supérieures, dans les variations de leurs conditions d'être, des émanations essentiellement morbides.

Je développe ma pensée, et je dis : Notre planète est loin d'être un tout uniforme, une composition homogène. Tout ce que nous en savons atteste le contraire. Ici, que voyons-nous ? des calcaires carbonatés, là des calcaires sulfatés, plus loin du cuivre, ailleurs du fer, de l'or, de l'acide arsénieux, ou une foule d'autres corps dont beaucoup sont probablement restés inconnus pour nous.

Or, pourquoi n'existerait-il pas aux entrailles du monde une matière ignorée, à l'état de filons épars dans certaines directions, et dont les couches accidentelles dégageraient accidentellement, par suite d'un changement d'état, le miasme dont je parle et que j'ai déjà appelé *cholérique?*

Mais ici, et avant d'entrer dans l'examen des propriétés de ce miasme, ce que je ferai plus tard, deux questions plus immédiates se présentent d'abord : comment ce gaz peut-il se produire à intervalles à peu près périodiques, puis disparaître pendant un certain temps? Comment en second lieu peut-il arriver aux couches supérieures de notre monde terrestre?

A la première de ces deux questions, il me suffirait peut-être de répondre : comment un volcan peut-il s'allumer, s'éteindre, se rallumer ensuite dans ses fourneaux souterrains? Ce second phénomène est, certes, tout aussi inexplicable que le premier ; mais je dois ajouter qu'ils ne le sont ni l'un ni l'autre.

Il n'est pas, que je sache, un seul géologiste qui n'adhère aujourd'hui au système si raisonnable du refroidissement par couches de notre globe terrestre. Tous, ou à peu près tous reconnaissent qu'après avoir perdu, par un rapide rayonnement, la quantité de calorique qui les tenait, selon toute apparence, à l'état de fusion (ou de chaos), les couches supérieures se sont peu à peu refroidies, en suivant la loi de tous les corps opaques, c'est-à-dire en rendant ce rayonnement moins actif, moins rapide pour les couches inférieures. Les variations du thermomètre, à mesure que l'on s'approche du centre de la terre, l'attestent d'ailleurs suffisamment.

Il résulte de là, qu'à des profondeurs inconnues, où les efforts de l'homme ne pourraient le conduire, un foyer incandescent existe encore à cette heure ; que ce foyer, plus vif et plus intense à mesure qu'il se rapproche du centre, est la cause probable, je dirai même certaine, d'un grand nombre de phéno-

mènes dont la science a longtemps cherché l'explication.

Ainsi, par exemple, à travers les fissures ou les
pores sans nombre dont la terre est criblée, une quantité d'eau quelconque des couches supérieures arrive,
après un laps de temps plus ou moins considérable,
aux couches inférieures, où existe cet immense foyer.
Aussitôt le liquide, en quelque sorte fourvoyé dans
les veines du sol, produit, par son contact avec ces
matières incandescentes, un phénomène facile à
concevoir. L'eau, subitement portée aux dernières
limites de sa puissance expansive, opère sur les
parois intérieures qui compriment sa dilatation,
une pression formidable. Tout cède à cette force que
l'on calcule à peine; de terribles déchirements en
sont la conséquence, et ces déchirements se traduisent, ici, par un tremblement de terre, là, par un
renflement des couches supérieures, une montagne
ou une île qui surgit tout à coup (1); partout ils sont
au moins suivis d'une perturbation considérable qui

(1) Le 29 septembre 1538 eut lieu une éruption de l'*Épomée* dans
l'île d'Ischia. Or, pendant ce phénomène, par une remarquable con-

atteste par conséquent l'état d'incandescence de l'intérieur de notre planète. De cet état d'incandescence résulte une transformation continuelle des corps en fusion et des corps qui les environnent. Or, dans ces diverses transformations (attraction, répulsion, confusion), les corps qui les subissent arrivent tôt ou tard à un tel état chimique, qu'ils peuvent produire des gaz dont nous ignorons la nature. Pourquoi le miasme cholérique ne serait-il pas le produit de ces dégagements?

Mais les faits parlent plus haut que la logique même. Celui que je vais citer est de date récente. Dans le comte-rendu de la séance de l'Académie des Sciences du **28** août dernier (1848) je lis ce qui suit :

« M. Demidoff communique à l'Académie une
« lettre qu'il reçoit de Saint-Pétersbourg relative au
« choléra. Pendant tout le temps où le choléra a
« sévi avec sa plus grande intensité, dit l'au-

cordance d'action, il se forma, entre Bahia et Pouzzoles, dans la campagne de Naples, une montagne sur l'emplacement du lac Lucrin.

« teur, de la lettre, temps où les cas de mala-
« die atteignaient **1,000** par jour, sur lesquels on
« comptait **500** décès, l'aiguille aimantée n'a cessé
« d'être *agitée et vacillante ;* cette anomalie n'a été
« suspendue que pendant un jour, où le brouillard
« régnait sur la ville. On a remarqué, dans les
« mêmes circonstances, que les appareils électri-
« ques et magnétiques perdaient beaucoup de leur
« puissance, et que celle-ci augmente peu à peu à
« mesure que l'influence du fléau s'atténue. » **(1)**

Que conclure d'un tel phénomène ? Ne voit-on pas
dans ces oscillations de l'aiguille aimantée le résultat d'une perturbation quelconque éprouvée par le
courant magnétique ? Or, quelle est la cause de
cette perturbation ? Où la trouver ailleurs que dans
l'influence d'un principe agissant aussi au sein de la
terre, et troublant l'action magnétique par son action rivale.

Je livre ce problème aux méditations de savants.

(1) Cet Ouvrage, écrit depuis longtemps, allait être mis sous
presse, quand j'ai trouvé le fait cité dans la *Gazette Médicale* du 2
septembre. Il m'a paru bon de le reproduire.

En résumé, je le demande, en m'appuyant, ainsi que je viens de le faire, sur un système géologique que personne aujourd'hui ne cherche à contester, ce miasme cholérique dont j'ai avancé l'existence, ne pourrait-il pas être un produit de ces phénomènes incessants, nombreux et presque journaliers, qui s'opèrent aux entrailles du monde?

Au reste, je ne veux point passer pour un esprit absolu. Je veux seulement dire que l'existence de ce miasme est possible, et je crois l'avoir établi.

Reste maintenant l'examen de la seconde question : comment le miasme cholérique peut-il arriver aux couches extérieures de notre monde terrestre?

Je n'aurai sur ce point que peu de mots à dire.

Si l'on admet l'existence possible dans le sein de la terre d'un travail des corps entre eux, si l'on admet que ces corps, disposés dans un espace plus ou moins étendu, comme le serait un filon calcaire ou métallique, peuvent, à des moments donnés, dégager un fluide jusqu'alors inconnu, cesser quelque temps d'en fournir par la transformation des substances génératrices, en dégager de nouveau par le travail intérieur de ces transformations, si, dis-je, on reconnaît la possibilité de ces phénomènes naturels, on est conduit à reconnaître la facilité qu'aura le gaz produit à s'échapper tôt ou tard à travers les interstices plus ou moins perceptibles des diverses couches terrestres.

Cette opinion, du reste, est justifiée par les faits. Il résulte des statistiques, de l'histoire même du choléra, que ce fléau a uniquement sévi dans les endroits qui, par leur nature géologique, sont reconnus les plus propres à l'évaporation des gaz de la terre. En d'autres termes, les niveaux les plus bas, les plateaux composés de terrains de nature poreuse et essentiellement perméable, ont dû de préférence livrer passage au miasme cholérique. Il en a été de même pour différentes parties des mers, selon la nature du sol sur lequel se trouvent ces mers. Au contraire, on a observé que le choléra épargnait les plateaux élevés et reposant sur de solides couches granitiques ou calcaires; en un mot, sur des bases qui, par leur puissance d'adhérence moléculaire, ou par d'autres propriétés, sont mauvais conducteurs de gaz.

Que l'on consulte l'itinéraire suivi par le fléau; qu'on note sur la carte les innombrables points dont il a fait en quelque sorte ses diverses étapes, dans ses lentes et pourtant trop rapides pérégrinations.

En **1817**, il part de Jessore, petite ville d'Asie, située tout au fond du golfe de Bengale, et non loin de l'embouchure du Gange.

Il s'annonce, dès le début, par d'effroyables ravages dans la ville asiatique et dans ses environs, où depuis il est devenu endémique. Les bas plateaux où le Gange se jette dans la mer sont les premiers décimés.

Calcutta est non loin de là; Calcutta, dont le sol est abaissé à ce point, que, pendant la saison des pluies, les rez-de-chaussées se trouvent de quatre pieds au-dessous de la surface de la rivière. Le choléra sévit sur Calcutta, dès son apparition, et prélude ainsi sur les rives du golfe heureux de Bengale, avant de s'élancer sur les autres parties du monde.

Enfin il prend son essor, comme une longue mine qu'une étincelle a suffi pour mettre en combustion ; il se dirige sur différents points, par différentes routes, mais toujours en suivant les plateaux abaissés ou très-bons conducteurs. A droite, il s'élance jusqu'aux îles Moluques et jusqu'aux Philippines, en passant tour à tour par Sumatra, Java et Bornéo; et, dans chacune de ces diverses îles, ce n'est point dans les lieux élevés qu'il sévit, c'est toujours sur les points situés au bord de la mer, à des niveaux excessivement bas.

A gauche, et du côté qui regarde l'Europe, le choléra se dirige vers nous de la même façon. L'Indoustan est d'abord frappé dans toute sa presqu'île, c'est-à-dire la plus basse terre, depuis le cap Comorin, à la hauteur de l'île Ceylan, jusqu'au pied des monts Himalaya, jusqu'à Surate, Nagpor et Mandelah, sous la même latitude que Calcutta et Jessore. Bombay est également ravagé. Puis, le fléau se bifurque, et, tandis que l'un de ses bras va finir à Orembourg, dans la Russie d'Europe, par Lahore et Caboul, sans jamais pouvoir s'élever sur les hauts plateaux du Thibet, l'autre bras se dirige presque parallèlement, à travers les basses parties de la Perse et du golfe Persique, sur Ispahan, Téhéran, Bagdad, Damas, Alep, Antioche, Alexandrette, et les bas pays voisins.

Enfin, ce fut de là que, vers l'année 1830, le choléra fit irruption sur la Russie d'Europe et l'étreignit comme dans un réseau de mort, depuis Varsovie jusqu'à Vologda, depuis Moskou jusqu'à Astrakhan.

On sait quelle fut la suite de la marche du choléra; on sait par quelles routes il envahit le midi de l'Europe. Je n'en dirai pas davantage pour faire remarquer, dans son itinéraire une tendance prononcée à sévir sur les points où les couches du sol sont plus faciles à franchir pour les émanations souterraines. Ceux qui l'ont vu en France pourront, comme moi, vérifier ce phénomène que je tiens pour certain. Il en serait de même si l'on prenait la peine de le suivre et de l'observer dans le chemin qu'il fait pour la seconde fois autour du monde.

Je n'ajouterai qu'un seul mot.

Les solutions de continuité qu'on a pu remarquer dans la marche du choléra, loin de militer contre mon système, ne feraient que le confirmer. Sur sa route, en effet, le gaz délétère a bien pu rencontrer des couches souterraines impossibles à traverser ; mais ces couches une fois franchies, l'évaporation a continué à travers d'autres couches plus faciles au dégagement. Qu'on suppose, par exemple, une traînée de poudre, au centre d'une sphère perforée à certains endroits ; l'inflammation de cette poudre, suivant de proche en proche, enverra sa fumée par es endroits perforés, tandis que les endroits solides ne lui livreront point passage. Cet exemple me suffira. Notre globe est la sphère dont je viens de parler ; les matières engendrant le miasme cholérique sont la traînée de poudre.

CARACTÈRES DU MIASME CHOLÉRIQUE.

Jusqu'ici je n'ai fait qu'initier le lecteur à la génération du miasme cholérique. On a vu le germe funeste sortir, en quelque sorte, d'un enfantement sinistre, s'élancer mystérieusement hors des entrailles du monde, et sévir, sous la main de Dieu, sans autre nom que le nom de fléau inconnu.

Que me reste-t-il à faire pour compléter méthodiquement ce système nouveau, que quelques-uns pourront qualifier d'hypothétique, mais que d'autres, je l'espère, trouveront au moins vraisemblable?

Il me reste à faire connaître le miasme signalé, à dire ce qu'il est, après avoir démontré qu'il existe, à le définir dans ses propriétés, à rechercher, en un mot, quels sont ses caractères.

A Dieu ne plaise que j'aie la prétention d'avoir tout découvert, tout constaté sur ce point. Je crois cependant pouvoir affirmer que, si les propriétés du miasme cholérique ne me sont pas entièrement connues, j'ai distingué néanmoins ses deux caractères les plus essentiels, les plus saillants, les plus nécessaires à la connaissance du mal.

La question de densité du miasme ou *gaz cholérique* m'a paru d'abord d'une haute importance. Or, voici ma pensée.

Dégagé du sein de la terre, c'est-à-dire sous l'influence d'une haute température, ce gaz traverse, sans grands efforts, toutes les zones intermédiaires et s'élève insensiblement au-dessus de l'air intérieur qui se trouve moins élevé en température.

C'est ainsi qu'il parvient à la surface du sol après avoir perdu dans le trajet intérieur une partie de sa chaleur primitive. Dès-lors, mis en contact avec l'air extérieur, il assimile rapidement sa température à celle de cet air extérieur et s'équilibre plus ou moins avec lui.

D'où je conclus que la densité du miasme cholérique est à peu près égale à la densité de l'air.

Cette particularité, que j'appelle essentielle, nous sert à expliquer un grand nombre de phénomènes. Ainsi, comme beaucoup de gaz, tels que le gaz acide-carbonique par exemple, le miasme cholérique doit, dans ce quasi-équilibre de densité avec l'air, flotter en quelque sorte à la surface du sol. De là sa persistance tant de fois constatée à séjourner préférablement dans les lieux bas et peu ventilés.

De là aussi un autre phénomène qui a son importance : c'est le phénomène de l'accumulation du miasme dans les lieux abaissés dont je viens de parler, accumulation résultant de la difficulté qu'il éprouve à se répandre dans la masse de l'atmosphère.

Cette circonstance a sa gravité; elle donne la clef d'une foule d'énigmes inexpliquées jusqu'ici, et jusqu'ici considérées comme autant de caprices du mystérieux fléau. Ainsi on a constaté, dans une même rue, que la rangée des maisons de droite, par exemple, était assez souvent ravagée par le fléau, tandis que la rangée de gauche présentait peu ou point de cas de choléra. Ce n'est pas tout, on a remarqué que dans telle maison, dont le rez-de-chaussée renfermait des malades, les étages supérieurs étaient bien souvent épargnés.

Ce double problème, si longtemps mystérieux trouve donc aujourd'hui sa solution facile dans la circonstance de la densité du miasme, égale, ou à peu près à la densité de l'air. Tel est son premier caractère.

———————

Le second caractère du miasme cholérique résulte des faits même, des observations faites, des témoignages recueillis par la science, et qui sont acquis à l'étude du redoutable fléau.

Je n'ai donc point à discuter ici ; il me suffira de constater :

1° Que ni la pluie, ni l'humidité de la terre ou de l'atmosphère ne sont un obstacle à la marche et à la propagation de l'élément morbide.

2° Que les masses d'eau qui recouvrent la terre sont partout perméables et partout livrent au miasme un passage facile. Ce fait est établi et ne peut être révoqué en doute. On sait que des vaisseaux qui n'avaient cependant touché à aucun point où l'épidémie régnait, ont été, en pleine mer, atteints et désolés par elle.

D'où il faut bien conclure que le miasme cholérique est un gaz insoluble. — C'est ce que j'ai appelé son second caractère.

Est-ce tout?

Si je ne tenais à rester dans le cercle prudent de la certitude acquise, si je ne m'étais promis d'écarter toute présomption de preuves, de considérer

même la probabilité comme non avenue, s'il ne me
répugnait enfin de me jeter aventureusement dans
le domaine des conjectures, je me risquerais peut-
être à assigner au miasme cholérique un troisième
caractère.

Mais quelle que puisse être la puissance des présomptions, là où la vérité n'est pas complète, je
vois encore le doute.

C'est donc à simple titre de lumière incertaine ;
c'est, si je puis le dire, sous bénéfice d'inventaire,
que je soulève discrètement le voile sur un troisième caractère possible du miasme cholérique.

Quelques personnes ont pensé que le germe du
choléra, quel qu'il fût, pourrait bien avoir un caractère acide. Elles ont constaté que les désordres
produits par lui sont analogues aux résultats produits par l'action de certains acides.

Qu'un individu, en effet, dont la nourriture est
en général peu substantielle et peu riche en matières
animales, vienne à ajouter à cette nourriture des
substances acides, telles que des pommes vertes, par
exemple, qu'il en fasse un usage plus ou moins im-

modéré; bientôt un notoire dérangement se produira chez lui dans toutes les fontions : diarrhée abondante, ralentissement du pouls, sentiment de froid, et enfin, selon les conditions de tempérament ou d'excès, tous les symptômes de la cholérine.

Ce n'est là, on le voit, qu'un argument par analogie. Je ne prétends pas, pour mon compte, lui donner d'autre force. Je ne prétends même point tirer de conclusion plus péremptoire et plus forte des diverses expériences faites par des hommes de l'art sur le sang des cholériques, et tendant à montrer dans l'analyse chimique les résultats produits par l'action d'un puissant acide.

D'ailleurs, cette opinion, qui a pour elle des faits et des autorités, a contre elle des faits opposés et des assertions émanées de haut. Ainsi, M. Magendie assure que *chez les cholériques les liqueurs intestinales ne sont point acides, comme dans l'état ordinaire, mais qu'elles sont alcalines.*

Cette assertion tendrait donc à détruire, jusqu'à un certain point, l'hypothèse qui donne un caractère acide au germe cholérique. Si, en effet, ce germe était acide, il aurait pour effet de neutraliser dans l'individu les parties alcalines, ce qui n'a pas lieu dans les faits cités par M. Magendie.

Je n'ajouterai rien à ces contradictions, et je me résume en formulant ainsi les seuls caractères constants du miasme cholérique :

1° Sa densité est égale à celle de l'air ;

2° Il est insoluble dans l'eau.

EFFETS DU MIASME CHOLÉRIQUE. — SYMPTÔMES. — DIAGNOSTIC.

Nous avons cherché à surprendre les secrets du fléau; nous l'avons poursuivi, interrogé dans ses causes; essayons maintenant de l'interroger dans ses effets.

Le voici donc en présence de l'homme; le voici surgissant de ses effroyables ténèbres, se dressant tout armé sur notre humanité, et tout prêt à fondre sur elle.

Suivons-le de nouveau et constatons sa marche, son action, ses progrès. Que va-t-il se passer?

Deux périodes distinctes signalent les ravages du miasme cholérique. Les symptômes du premier degré se traduisent presque toujours par des évacuations ; et ces évacuations, soit par haut, soit par bas, sont abondantes et multipliées.

Au second degré les symptômes affectent un caractère beaucoup plus grave. C'est un refroidissement notable des extrémités; c'est la cessation du pouls, c'est l'extinction de la voix, c'est une coloration violette, livide et bleuâtre, avec décomposition du visage et prostration des forces; c'est, en un mot, ainsi que l'a dit un médecin célèbre (1), une véritable cadavérisation anticipée, résultant à coup sûr d'un extrême affaiblissement dans la circulation, la respiration et les différents actes organiques que ces grandes fonctions tiennent dans leur dépendance.

Je vois du reste ces effrayants symptômes observés et pris sur le fait dans l'excellent ouvrage de M. Brierre-de-Boismont, sur le choléra en Pologne.

« Les spasmes, dit-il, n'apparaissent point à une « époque déterminée; cependant on les observe fré- « quemment trois ou quatre heures après le début « de la maladie. Ils affectent le plus ordinairement

(1) M. Bouillaud.

« les muscles des orteils des pieds, des mollets, et
« s'étendent aux membres supérieurs et au tronc.

« Pendant ces mouvements convulsifs, le malade
« est dans un état d'agitation extrême ; sa physiono-
« mie exprime la plus vive anxiété ; il pousse des
« cris lamentables et déchirants, jette avec violence
« ses membres à droite et à gauche, bondit sur son
« lit, se crispe, et porte la main vers son estomac
« et son ventre qui sont eux-mêmes le siége de
« fortes douleurs. »

M. Brierre-de-Boismont ajoute :

« De tous les symptômes du choléra, il n'en est
« point de plus invariable, de plus essentiel que la
« chute subite du pouls. Quelquefois cependant on
« observe un mouvement fébrile. Peu de temps
« avant l'apparition de la maladie, il devient accé-
« léré et petit ; à l'approche du vomissement et du
« spasme, il arrive fréquemment qu'on cesse de le
« sentir dans les extrémités ; avec le progrès du
« mal, il devient de plus en plus misérable, s'en-
« fonce, et finit par disparaître à tel point, qu'on
« ne peut souvent le sentir aux artères carotides. »

Examinant enfin la grave circonstance du refroidissement, M. Brierre de Boismont poursuit en ces termes :

« Un phénomène non moins constant est la sen
« sation du froid. Si vous touchez les extrémités du
« patient, vous les trouverez comme glacées ; la
« langue elle-même est insensible et froide ; *l'air*
« *expiré présente quelquefois les mêmes conditions.* »

Tels sont les principaux phénomènes constatés, tels sont les désastreux symptômes de l'action cholérique. A ces symptômes, à ces désastres, succédera bientôt la cessation de la vie.

C'en est fait ; le fléau a accompli son œuvre de mort. Relevons la victime qu'il vient de foudroyer, et après avoir étudié les faits pendant la maladie, étudions-les encore dans l'état cadavérique.

Je m'adresserai sur ce point à une autorité juste

ment renommée, au bulletin d'une autopsie faite, six heures après la mort, par M. le docteur Bouillaud, sur le cadavre d'un cholérique (1).

L'habitude extérieure présenta à M. Bouillaud une rigidité cadavérique assez prononcée, le visage violet, le reste du corps décoloré. L'intestin grêle contenait un demi-verre à peu près d'une substance à demi solide, pulpeuse, composée en partie de la matière colorante de la bile et d'une matière rougeâtre qui ne parut, dit M. Bouillaud, être autre chose que *du sang altéré*. Quant aux appareils de la circulation et de la respiration, ils présentaient les particularités suivantes, sur lesquelles je tiens à fixer principalement l'attention : du sang noir, *à demi coagulé* se trouvait dans la cavité du cœur. Le poumon droit était gorgé de sang et de sérosité dans une grande partie de son étendue. Enfin le tissu se déchirait, comme dans le premier degré de la péripneumonie, et la surface des déchirures offrait l'aspect granuleux de l'hépatisation.

(1) Cette autopsie fut pratiquée sur un nommé Héquet, décédé à l'hôpital de la Pitié.

Cet exemple, entre mille que l'on pourrait citer, atteste évidemment de notables désordres déterminés pendant la maladie, et dans la circulation du sang, et dans le phénomène de la respiration.

Là, en effet, est, dans mon système, le double foyer de l'action délétère du miasme cholérique ; là est, en quelque sorte, le terrain sur lequel nous devons le poursuivre, l'attaquer, le combattre.

Précisons bien d'abord l'état du sang cholérique.

Les analyses s'accordent pour établir que la fibrine disparaît presque entièrement. « C'est, a dit M. Magendie, un point sur lequel tout le monde est d'accord. »

M. Lassaigne n'a trouvé que la quatorzième partie de la fibrine qui existe à l'état sain.

M. Thompson donne des résultats fort analogues.

Voici ses nombres :

Fibrine à l'état de santé   5,67

— chez les cholériques   0,57

On voit que cette différence dans les quantités fibrines, entre l'état sain et l'état cholérique, est immense ; cela se vérifie chez tous les individus atteints gravement du choléra.

L'albumine éprouve aussi quelques diminutions ; la quantité, étant de 10,79 dans l'état sain, n'est plus dans l'état cholérique que de 7,34.

La matière colorante est dans une condition opposée ; suivant Thompson, elle est, dans l'état sain, de 9,42, et, dans l'état cholérique, 41,51 ou 34,08 ; ainsi, la quantité de matière colorante est cinq fois plus considérable chez le cholérique que chez l'homme sain.

Pour que le sang arrive à ces proportions, il faut qu'il perde considérablement de sérum. En un mot, le sang subit des altérations profondes.

Voici en outre l'analyse d'un liquide recueilli dans le

cœcum d'une femme morte du choléra ; analyse
faite par M. Lassaigne :

Eau   93,75
Albumine . . . .
Matière colorante du sang. . . . . . .
Matière jaune soluble dans l'eau et
   analogue à l'osmazôme. . . . . . .
Matière grasse . . . .
Soude . . . .   } 6,25
Chlorure de sodium. . . . .
Chlorure de potassium . . . .
Phosphate alcalin . . . .
Phosphate terreux . . . .

100

Après avoir donné les résultats de l'analyse que
je viens de reproduire, M. Lassaigne fait remarquer que le liquide sur lequel il vient d'opérer, a,
par sa composition chimique, une très-grande analogie avec la partie séreuse du sang.

De ces faits recueillis et constatés par la science,
il résulte, de la manière la plus indubitable, que

l'altération du sang joue un rôle essentiel, capital, dans la maladie cholérique ; qu'en outre cette altération, produite à la faveur d'un notable refroidissement, a sa cause immédiate dans le fonctionnement de la respiration, dans ce foyer incessamment actif où s'élaborent, au moyen de l'aspiration de l'air extérieur, les germes précieux de la chaleur vitale.

Cette conclusion doit donc nous conduire au phénomène de la respiration.

On sait quel est, à l'état normal, cet acte primordial de la respiration : l'air aspiré abandonne une partie de son oxigène, pour former du gaz acide carbonique que le poumon rejette avec l'azote. C'est une vraie combustion qui s'opère à l'intérieur, et qui entretient la chaleur du sang nécessaire à la vie.

Ce phénomène, manifesté chez l'homme à l'état

sain, cet acte nécessaire de l'oxigénation du sang,
se produit-il chez le cholérique?

Écoutons sur ce point ce que dit M. Magendie : (1)

« Quant aux mouvements de la respiration des
« cholériques, ils sont faciles à apercevoir, et ils
« méritent une grande attention.

« Le cholérique froid présente tantôt une respira-
« tion ordinaire pour le nombre et l'étendue des
« mouvements, tantôt une accélération extrême, avec
« des contractions énergiques, et des efforts, des
« convulsions dans les muscles respirateurs. Cette
« manière différente de respirer a une assez grande
« importance sous le rapport du pronostic de la
« maladie. Quand la respiration se fait avec un mou-
« vement régulier, ce n'est pas un signe fâcheux; j'ai
« rarement vu, au contraire, les cholériques respirant
« avec peine et douleur, fortement oppressés, et fai-
« sant des efforts, des convulsions extrêmes pour
« ouvrir leur poitrine, j'ai vu, dis-je, rarement ces
« cholériques ne pas succomber. Je regarde donc

(1) Leçons sur le *Choléra-Morbus*, page 107.

« comme de mauvais augure cette difficulté ex-
« trême, cette oppression qu'éprouvent les choléri-
« ques en respirant. Notez que cette oppression *ne*
« *vient pas de ce que l'air n'entre pas dans les poumons ;*
« tout le monde l'a remarqué : en écoutant la res-
« piration des cholériques, on entend arriver l'air
« jusqu'aux dernières vésicules pulmonaires ; on
« entend partout l'air entrer et sortir dans la respi-
« ration. Quelquefois la respiration n'est pas aussi
« franche que dans l'état sain ; mais enfin les mou-
« vements de la respiration s'effectuent d'une ma-
« nière complète : cela se prouve bien par l'étude
« des poumons après la mort. »

Ainsi, d'après M. Magendie, d'après tous ceux qui
se sont occupés de la circonstance de la respiration,
l'air pénètre par tout le poumon, chez les individus
atteints du choléra.

Assurément, je suis, sur ce point, de l'avis du sa-
vant professeur ; mais comment se fait-il qu'en dépit
d'un fonctionnement normal, en apparence, en dépit
de cet acte reconnu, constaté de la respiration, cette
respiration soit accompagnée de douleurs, d'op-

pressions, de difficultés comme celles qui ont été énumérées plus haut?

Voilà ce que ne disent, ni M. Magendie, ni les divers hommes de l'art qui se sont trouvés tour à tour en face du problème. Ils se bornent à constater, et ne vont pas plus loin.

Hé bien! dans mon système, la respiration, tout en s'opérant, n'a lieu, chez les cholériques, que dans les conditions d'un fonctionnement partiel. L'air aspiré ne produit point le phénomène utile, essentiel de la combustion, et retourne au dehors sans avoir laissé au dedans l'indispensable germe de la chaleur du sang. En un mot, point de combustion, point d'oxigénation, point de chaleur vitale dans la masse du sang.

De là le phénomène du refroidissement naturellement expliqué.

Si l'on me demande à présent la cause de ce fait, je répondrai, en me fondant sur tout ce qui précède, que le miasme cholérique possède assurément une propriété chimique dont la puissance d'affinité neutralise dans le sang le principe qui détermine à la fois la combustion de l'oxigène et l'oxigénation du sang.

En résumé, le germe cholérique est à l'état de gaz ou de miasme. De plus, ce gaz a pour effet :

1° De neutraliser, aux poumons, le résultat de la respiration;

2° D'annuler, dans le saug, son affinité chimique pour l'oxigène de l'air;

3° De donner lieu à tous les phénomènes, à tous les désordres qui font du choléra un véritable empoisonnement.

Quel sera le remède? quels seront les préservatifs?

TRAITEMENT ET PRÉSERVATIF.

La formule de mes études, de mes observations sur la maladie du choléra peut se ramener maintenant aux termes que voici :

Le miasme cholérique neutralise dans l'économie un principe vital. — Problème résolu.

Quel est ce principe? — Problème à résoudre.

Or, on a remarqué dans un nombre de cas assez considérables pour en faire la règle constante, que presque tous les sels, ou produits *amoniacaux*, ne se révélaient point chez les cholériques. Ce phénomène, qui m'a surtout frappé, et dont, jusqu'à présent, on n'a songé à tirer aucune conséquence, est constaté par les hommes de l'art, particulièrement par M. Magendie (1).

« Une circonstance remarquable, dit M. Magen-
« die, c'est qu'un liquide recueilli dans les intestins
« d'un cholérique, n'a pas l'*odeur fécale;* il a seu-
« lement l'*odeur intestinale.* La remarque est im-
« portante; car, en traitant des signes qui annoncent
« la guérisen, nous citerons comme un de ces si-
« gnes le retour de ces matières à l'odeur fécale. »

Cela démontre jusqu'à l'évidence l'absence des produits ammoniacaux.

« L'existence des gaz intestinaux, continue M. Ma-
« gendie, mérite une attention particulière, car elle
« précède une amélioration, et quand les gaz vien-
« nent à recouvrer l'odeur particulière qu'ils ont
« ordinairement, ce retour est d'un heureux pré-
« sage, et annonce que le malade *marche vers la*
« *guérison.* »

Cette constatation a une valeur énorme, je puis même ajouter une valeur déterminante. D'où ces

______

(1) *Leçons sur le choléra,* page 69.

gaz, en effet, peuvent-ils provenir, si ce n'est de produits ammoniacaux ?

Absents chez le malade quand il est en danger, présents et constatés, quand il marche à la guérison, ces produits doivent donc jouer un rôle énorme dans la question qui nous préoccupe.

Et d'ailleurs, ne suffit-il pas, pour donner à ma conclusion une autorité dernière, de constater chez tout homme sain la présence plus ou moins sensible du principe ammoniacal?

Les faits ne manquent pas à l'appui de cette assertion. Il est constaté que l'individu dont l'alimentation consiste principalement en viandes, est infiniment moins accessible à l'épidémie que l'individu adonné à une nourriture moins riche, ou acide, telle, par exemple, que des fruits verts. Et si l'on recherche la cause, je n'hésite pas, pour mon compte, à la montrer dans ce fait acquis, constaté par tous les chimistes, que la digestion des viandes développe dans l'économie des produits amoniacaux.

Il n'est pas enfin jusqu'à l'analyse sur les ma-

tières fécales qui ne vienne à l'appui de cette assertion décisive.

J'ai eu une fois l'occasion, dans ma carrière in-
dustrielle, de distiller et d'analyser une grande
quantité de matières fécales, provenant, en partie
de la fosse d'un restaurant situé au milieu d'une
population aisée; en partie d'une fosse alimentée
par des ouvriers.

Or, voici ce que j'ai trouvé : dans les matières de
la première fosse, les produits ammoniacaux et
hydrogénés se recueillaient en grande quantité ;
dans les matières de la seconde fosse, au contraire,
ces produits étaient presque nuls.

Je m'arrête à ce dernier fait. J'en ai dit assez
pour revenir hardiment à cette conclusion : que le
principe ammoniacal a disparu chez le cholérique,
tandis qu'il abonde au contraire à mesure que
l'homme est dans un état plus sain.

Cette circonstance établie, la question du traitement est résolue d'avance. Elle se réduit à cette
prescription, que je dégage, du reste, de ses moyens
pratiques : RÉINTÉGRER DANS L'ÉCONOMIE LE PRINCIPE

ESSENTIEL DE L'AMMONIAC, QUE LE MIASME A NEUTRA-
LISÉ.

Qu'est-il besoin de faits, de preuves à l'appui ?
Les preuves sont innombrables ; les faits parlent en
foule ; mais, peut-être trop préoccupé de porter
haut et loin ses investigations, l'art les a négligés et
n'en a tenu aucun compte.

Je me rappelle une circonstance, signalée dans
l'épidémie de 1832, et qui, pour ma part, m'a
vivement frappé. Dans le quartier de la Mortellerie,
dans la rue même qui porte ce nom, et où le fléau
fit alors de si effroyables ravages, on remarqua
qu'une pauvre famille, mal nourrie, mal vêtue, et
dans toutes les conditions qui appellent l'épidémie, avait été épargnée par elle, tandis que tout
autour la mort fauchait les victimes. — On fut
surpris de cette circonstance ; on ne l'expliqua pas,
mais il fut constaté que cette famille habitait un
taudis misérable, traversé dans toute sa hauteur par
un tuyau de fosse d'aisance, qui laissait échapper
de fortes émanations ammoniacales.

N'a-t-on pas remarqué aussi, dans les statistiques

dressées , que les individus employés, soit à Mont-
faucon, soit aux vidanges des fosses de Paris,
avaient été presque épargnés par l'épidémie? (1)

N'a-t-on pas constaté, enfin, (et, ici, je mets en
avant mon propre témoignage) que le fléau avait
épargné en majeure partie les établissements dans
lesquels l'air est plus ou moins saturé du principe
ammoniacal, tels que les fabriques d'ammoniaque,
les usines à gaz, etc., etc.

Ainsi l'ammoniaque est la base du système préservatif ou curatif que l'on doit employer comme anticholérique.

Quant aux procédés de médication, ils ne sau-
raient entrer dans le plan de cet ouvrage. On com-
prend la réserve qui m'est imposée sur ce point.

Je dirai cependant que j'ai eu plusieurs fois l'occasion de faire employer efficacement l'antidote am-

(1) On ne compte guère moins de 1,200 ouvriers employés à Mont-
faucon, soit par l'industrie des vidanges, soit par les travaux qui s'y
rattachent, et qui donnent lieu à un grand dégagement d'ammoniaque.
Or, il m'est affirmé par des témoins irrécusables, qu'il n'y a pas eu,
en 1832, un seul cas de choléra parmi ces 1,200 ouvriers.

moniacal. En 1834, je me trouvais à Rouen, et là, au fort de la seconde période du choléra, j'eus la satisfaction de voir réussir l'ammoniaque, introduit simplement par l'action des voies pulmonaires, chez divers cholériques présentant les premiers et les seconds symptômes.

Voici du reste quelques faits qui se sont passés alors sous les yeux d'un grand nombre de personnes :

Le capitaine de navire Quemin, subitement atteint du choléra, présenta rapidement les symptômes du second degré. Quoique d'un tempérament robuste, il ne laissait aucune espérance, lorsqu'on se décida à faire l'application de l'ammoniaque dans une infusion de tilleul, et à placer dans la chambre du malade de l'ammoniaque concentré pour en saturer l'air par l'évaporation.

Au bout de quelques heures, le malade allait beaucoup mieux, et, le lendemain, il n'éprouvait plus que l'inévitable fatigue, résultat de la crise qu'il venait d'éprouver. La guérison avait été complète.

Plus heureux que M. Quemin, le capitaine Plée, son collègue, commandant *le Neptune*, ne fut atteint que des premiers symptômes du mal. Le même traitement lui fut appliqué, et aboutit aussi à une prompte et radicale guérison.

Il en fut de même d'un grand nombre d'ouvriers attachés au chantier de constructions marines de M. Malleux, à Rouen. Un de ces ouvriers notamment, habitant le Petit-Quevilly, était attaqué à ce point que la période algide avait été constatée chez lui. Les extrémités étaient glacées, la face violette. Des infusions ammoniaquées lui furent administrées; on ajouta l'ammoniaque concentré en évaporation. Quelques jours après, je recevais la visite du pauvre homme ressuscité.

On avait eu soin, toutefois, de varier les doses selon la situation.

L'ammoniaque étendu dans une boisson appropriée complète le traitement.

J'ajouterai enfin que l'on peut attendre de bons effets de bains et lavements ammoniaqués et des frictions opérées avec l'ammoniaque étendu.

10

HYGIÈNE. — PRÉSERVATIFS.

La manière de vivre ayant toujours plus ou moins d'importance, au point de vue des causes occasionnelles, il faut la mettre en ligne de compte.

On peut donc formuler ainsi les prescriptions hygiéniques et les mesures à prendre comme préservatifs.

———————

Aucuns fruits, peu de légumes, beaucoup de viande, aucun excitant; en un mot, rien de ce qui peut nuire en tout temps à un bon état de santé;

Exercice, sans trop de fatigue; vêtements chaux.

———————

Dans les habitations, évaporations d'ammoniaque liquide concentré, dans certaines limites.

CONCLUSION.

J'ai successivement recherché le fléau du choléra-morbus dans sa cause et dans ses effets; j'ai étudié consciencieusement, et autant qu'il était en moi, sa nature, ses propriétés, et les désordres produits dans l'organisme par son action délétère; j'ai enfin constaté, à la faveur de mes déductions, la nature du principe essentiel et vital neutralisé par le miasme funeste, en indiquant l'antidote préservatif ou réparateur.

Que l'incrédulité ou même la critique accueille cet ouvrage; je m'y attends et je m'y résigne d'avance; la lutte est réservée à toute idée nouvelle qui se produit dans le monde. Mais il est quelque chose qui soutient et qui fortifie au milieu de ces luttes, de ces doutes, de ces critiques : c'est le sentiment profond d'un devoir accompli envers l'humanité.

www.ingramcontent.com/pod-product-compliance
Ingram Content Group UK Ltd.
Pitfield, Milton Keynes, MK11 3LW, UK
UKHW051845140726
13696UKWH00007B/1359